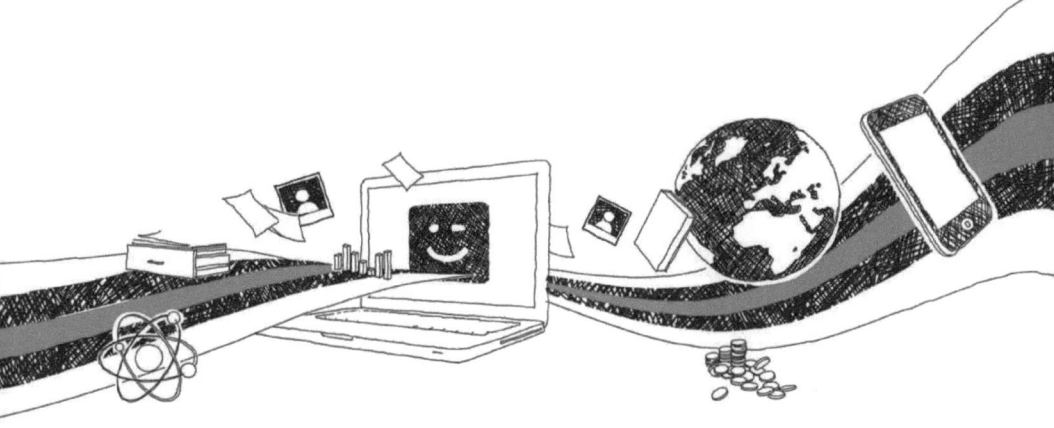
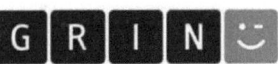

Kirsten Hermes

Schmerzbehandlung im Wandel der Zeit an den Beispielen von Salix alba bis Aspirin

GRIN Verlag

Bibliografische Information der Deutschen Nationalbibliothek:

Die Deutsche Bibliothek verzeichnet diese Publikation in der Deutschen National-
bibliografie; detaillierte bibliografische Daten sind im Internet über http://dnb.d-
nb.de/ abrufbar.

Impressum:

Copyright © 2000 GRIN Verlag GmbH
Druck und Bindung: Books on Demand GmbH, Norderstedt Germany
ISBN: 978-3-640-19674-6

Dieses Buch bei GRIN:

http://www.grin.com/de/e-book/99666/schmerzbehandlung-im-wandel-der-zeit-
an-den-beispielen-von-salix-alba-bis

GRIN - Your knowledge has value

Der GRIN Verlag publiziert seit 1998 wissenschaftliche Arbeiten von Studenten, Hochschullehrern und anderen Akademikern als eBook und gedrucktes Buch. Die Verlagswebsite www.grin.com ist die ideale Plattform zur Veröffentlichung von Hausarbeiten, Abschlussarbeiten, wissenschaftlichen Aufsätzen, Dissertationen und Fachbüchern.

Besuchen Sie uns im Internet:

http://www.grin.com/

http://www.facebook.com/grincom

http://www.twitter.com/grin_com

Schmerzbehandlung im Wandel der Zeit – Salix alba bis Aspirin

Vorwort:

Die Intention, eine Arbeit über die Geschichte der Entwicklung von Salix alba bis Aspirin
in der Schmerztherapie zu schreiben, entstand einmal aus dem Interesse an einem
„Universalmedikament"wie Aspirin, bei dem sich beinahe jährlich ein „neues
Anwendungsgebiet" erschließt, und aus einem privaten Interesse, da ich selbst vor einiger
Zeit aufgerufen war, dieses unter anderen, aus ernsteren gesundheitlichen Gründen selbst
einzunehmen.

Bei dieser Gelegenheit möchte ich mich herzlich bei Herrn Dr. Uwe Gessner, von der
Consumer Care/Wissenschaft Bayer Vital, sowie Frau Brigitte Havertz, Apothekerin und
wiss. Mitarbeiterin der Bayer AG Leverkusen, für umfangreiche Hilfestellung und
Beratung bei der Recherche der Geschichte der Schmerzmitteltherapie bedanken.

Die Verfasserin

1.0 Allgemeine Definition von Schmerz:

Schmerzdefinition nach IASP:

> Eine allgemeine Definition des Phänomens Schmerz gibt die
> Internationale Vereinigung zum Studium des Schmerzes
> (IASP= International Association for the Study of Pain):

> "Schmerz ist ein unangenehmes Sinnes- und Gefühlserlebnis,
> das mit einer aktuellen oder potentiellen Gewebeschädigung
> verknüpft ist oder mit Begriffen einer solchen Schädigung
> beschrieben wird." Demnach ist Schmerz immer eine höchst
> subjektive Erfahrung.[1]

Diese Definition zeigt, daß eine objektiv nachvollziehbare Darstellung des vielgestaltigen
Phänomens kaum möglich ist. Es gibt kein Modell, mit dem sich der Schmerz exakt
bewerten lässt. Wie intensiv er empfunden wird, hängt weitgehend von der psychischen
Verfassung und dem individuellen Bewusstseinsinhalt ab. Bei starker seelischer
Anspannung z. B. ist die subjektive „Schmerzschwelle" herabgesetzt, gelegentlich sogar
aufgehoben. Hinzukommend wäre hier auch zu erwähnen, dass die Erinnerung an frühere
Schmerzerlebnisse das Empfinden mehr oder weniger beeinflussen kann[2]

1.1 Einflussfaktoren auf das Schmerzerleben[3]:

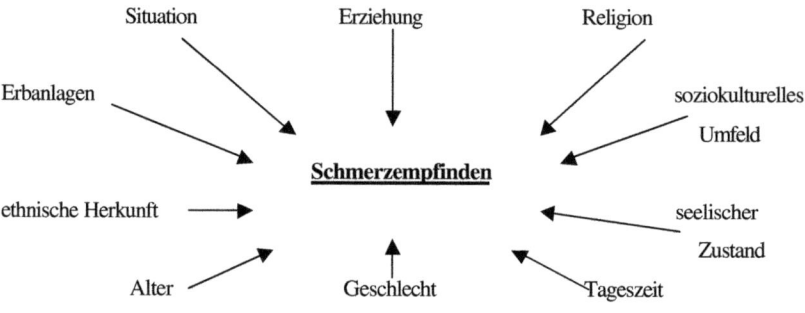

[1] DE GRUYTER, Pschyrembel, Klinisches Wörterbuch, 1994, 1380
[2] vgl. BAYER: Schmerz zwischen Steinzeit und Moderne, 1997, 37
[3] Abb. aus: BAYER, Fragen und Antworten zu ASS, 1996, 10

1.2 Funktionsweise von Schmerz (Reizleitungssystem):

Nach Schätzungen der WHO[1], (Stand 1997), ertragen allein 300 Millionen Menschen auf der Welt täglich akute Schmerzen nach Operationen. Rund acht Millionen würden an durch Krebs ausgelöste Schmerzen und eine noch viel größere Anzahl an chronischen Schmerzen anderer Ursachen leiden. Schmerz ist als Warnsignal für den Patienten und als Früh- und Leitsymptom für den Arzt sinnvoll, da er einerseits auf schädliche Prozesse im Körper aufmerksam macht, und andererseits durch Reflexhandlungen vor größeren Verletzungen schützt.

Die Schmerzleitung ist die Erregungsleitung von Schmerzimpulsen, die nach der Aktivierung spezifischer Schmerzrezeptoren z. B.(durch Bradykinin, Histamin oder Prostaglandine[2]), auf potentiell schädigende, äußere (elektr., mechan. oder chem.) oder innere (z. B. entzündliche) Reize bestimmter Intensität (sog. Schmerzschwelle) hin erfolgt[3].Die nozizeptiven (freie Nervenendigungen im Körpergewebe) Afferenzen[4] werden aus der Peripherie in gemischten Nerven, aus den inneren Organen über das vegetative Nervensystem geleitet, wobei zwei Fasersysteme unterschieden werden: die schnell leitenden A-Delta-Nervenfasern (helle Schmerzqualität) und die langsam leitenden C-Fasern (dumpfer Schmerz), die zu spezif. Thalamuskernen ziehen, wo eine Umschaltung auf das limbische System, (Wahrnehmung als unangenehme Empfindung), und zum Cortex[5] (Schmerzinterpretation) erfolgt. Diese neuronalen Informationen über Schmerzereignisse kann dann im zentralen Nervensystem vielfach moduliert und interpretiert werden, wie z. B. durch die Ausschüttung von Endorphinen oder auch Serotonin.

Nicht nur die direkte Einwirkung der Reizenergie auf die Nozizeptoren verursacht einen Schmerzimpuls. Auch die zusätzliche indirekte Erregung durch chemische Substanzen spielt eine wichtige Rolle: Wenn der durch eine Verletzung oder Entzündung ausgelöste Reiz intensiv genug ist, werden im geschädigten Gewebe Schmerzmediatoren freigesetzt, unter anderem außer Kinine, Serotonin, Histamin (s.o.),auch Acetylcholin. Außerdem lösen sich aus zerstörten Zellwänden bestimmte ungesättigte Fettsäuren, vor allem Arachidonsäure, die als Baustein, aus denen der Körper Prostaglandine synthetisiert, funktioniert. Diese hormonähnlichen Substanzen haben u.a. die Aufgabe, die

---

[1] Abk. für Weltgesundheitsorganisation
[2] siehe ANHANG und folg. Text
[3] vgl. DE GRUYTER, Pschyrembel, Klinisches Wörterbuch, 1994, 1380
[4] lat.:*afferens* : zuführend
[5] lat.? Rinde, hier für Hinrinde

Schmerzmediatoren so zu aktivieren, daß sie ihrerseits die Nozizeptoren noch stärker erregen und die an das Gehirn weitergeleiteten Schmerzimpulse vermehren. (Schmerzaktivatoren). In jeder Zelle des Organismus mit Ausnahme der reifen Erythrozyten können Prostaglandine gebildet werden, eine Tatsache, die mit der Erkenntnis der alten Ägypter, Schmerzstoffe seien im ganzen Körper verteilt, übereinstimmt.

2.1 Die Schmerzbehandlung im alten Ägypten

Der Umgang der Menschen mit dem Schmerz in den frühen Hochkulturen war stets eingebettet in magische Vorstellungen. So wurde z. B. der Zahl „7" zauberkräftige Wirkung zuerkannt. Gegen Kopfschmerzen wurde z. B. ein „Siebenknotenseil"[1], eine Schnur, die in jedem ihrer Knoten einen Mäuseknochen enthielt, angewendet. Dieses Amulett sollte quasi als Barriere gegen die zerstörerischen Kräfte, die in den Körper einzudringen drohten, schützen.

Basis der pharmakologisch- empirischen Schmerzbehandlung waren die medizinischen Anwendungen über das sog. „Gefäß[2]"-System, welches aber jeder anatomischen Grundlage entbehrte, denn auch die Muskeln galten bei den Ägyptern als Gefäße. Die Ägypter nahmen vielmehr ein dem Körper übergeordnetes Lebensprinzip an, den „KA". Dieses Prinzip sollte für die Aufrechterhaltung der Lebensfunktionen verantwortlich sein und damit auch für die Regeneration und Wundheilung.
Das Zentrum des Gefäßsystems war das Herz , das gleichzeitig auch als geistiger Mittelpunkt des Menschen galt. Alle „Gefäße" führten zu ihm. Da dieses System die Schmerzstoffe durch den ganzen Körper verteilen sollte, wurden schmerzlindernde Substanzen in eben diese Gefäße eingebracht. Die Arzneimittel in dieser Zeit stammten vorwiegend aus dem Pflanzen, Tier- und Mineralreich. Zu den mineralischen Schmerzmitteln gehörten z. B. Kupferoxid, Malachit, roter Ocker, Natron, Salz, Maurerton und Alaun. [3] Bereits bei den mesopotamischen Völkern war die Wirkung von Weidenblättern bekannt. In späteren ägyptischen Hausgärten des „Neuen Reichs" gehörte die Weide, (Salix), (ägypt. „trt"), neben Feigen- und Granatäpfelbäumen, Dattelpalmen

---

[1] vgl. BAYER, Schmerz zwischen Steinzeit und Moderne, 1997, 11
[2] vgl. ebd.
[3] vgl. MÜLLER-JAHNKE, FRIEDRICH., Geschichte der Arzneimitteltherapie, 1996, 45ff

und Weinstöcken zu den grundsätzlichen Bepflanzungen. Verwendet wurde nicht nur die Rinde für die Heilung von Schmerzen, Wunden und Schwellungen, sondern auch die Blätter und ganze blühende Zweige.

Erst im 18. Jahrhundert entdeckte ein schwedischer Botaniker den in Ägypten in Vergessenheit geratenen Weidenbaum wieder und benannte ihn nach seinem arabischen Namen „safsaf", (auch als „safsaq" oder „safsak" überliefert) <u>Salix safsaf</u>. Daß die Weide nasse Standorte bevorzugt, geht aus dem arabischen Namen ebenso hervor, wie aus dem hebräischen „safsafa", die beide aus der Verdoppelung des Verbs „fluten, fließen" entstanden sind.

2.2 Das frühe Griechenland und das Imperium Romanum

Seit dem 5. Jahrhundert v. Chr. entwickelte sich in Griechenland unter dem Einfluß ägyptischer Lehren zum ersten Mal in der Geschichte der Medizin eine von Magie und Aberglauben unabhängige naturwissenschaftlich orientierte Krankheitslehre. Man war bestrebt, die dem Organismus zugrundeliegenden Mechanismen zu erforschen. Die Heilkunst basierte auf einer genauen und wiederholten Beobachtung des Krankheitsverlaufs, insbesondere unter dem Einfluß therapeutischer Methoden.

Für den aus der Ärzteschule von Kos stammenden *Hippokrates* (460 – 377 v. Chr.)[1] entstand der Schmerz ausschließlich im Gehirn, dem er ein allgemeines und ein spezielles Empfindungsvermögen zuschrieb. Da man Nerven und Sehnen nicht unterscheiden konnte, hatte man noch keine Vorstellung vom gesamten Nervensystem. Man nahm weiterhin an, wie Aristoteles beschrieb:"...das vom Herzen erwärmte Blut im Gehirn auf das richtige Maß abgekühlt werde...'[2] *Hippokrates* glaubte weiterhin, dass Schmerzen durch Aderlaß, Schröpfkopf und Skarifikation (=Einritzen) der betroffenen Stellen gelindert werden könnten. Unter den altbewährten und empirisch abgesicherten neuen Heilmitteln maß er der Alraunwurzel sowie dem Mohn-, Lattich- und Birkensaft besondere Bedeutung zu. Auch die <u>Weidenrinde - Vorläufer der Salicyl- und Acetylsalicylsäure</u>- soll von den Hippokratikern angewandt worden sein.

---

[1] Nach ihm benannter *hippokratischerEid*, der für alle Ärzte verbindlich ist
[2] BAYER, Schmerz zwischen Steinzeit und Moderne, 1997, 15

Im Rom des 5. bis 3. Jahrhunderts v. Chr. stand die Tätigkeit des Arztes in keinem hohen Ansehen. Sie galt als Scharlatanerie und war wie die des Drogenhändlers und des Gauklers auf den untersten Rang der sozialen Leiter verbannt. Deshalb gab es auch kaum Ärzte, die man aufsuchte, sondern vertraute auf die Macht der Götter, die man bei Bedarf um Hilfe bat. Mit dem 3. Jahrhundert jedoch kamen immer mehr griechische Ärzte nach Italien, die sich vorerst auf dem Land, später auch in Rom, Sizilien und Süditalien niederließen. Mit ihrem medizinischen Wissen revolutionierten sie die Vorstellungen der Römer von Schmerzen und Heilung.

Dioskurides von Anazerbus [1], ein Arzt aus Kilikien, wurde bis zum 16. Jahrhundert immer wieder in Arzneibüchern als Vorbild benannt. Als Militärarzt bereiste er fast alle Länder des Imperium Romanum, und sammelte dabei Texte zu den Heilpflanzen dieser Gegenden. Sein Werk behandelt alle zu jener Zeit bekannten Arzneimittel aus den drei Naturbereichen[2]. Die Arzneimittel ordnete *Dioskurides* nach ihrer Wirkung an. Bei z. B. durch Gicht oder Rheumatismus verursachten Gelenkschmerzen empfahl er neben Gerste und Asphalt die <u>weiße Weide.</u> Er verordnete warme Umschläge mit einer Abkochung aus Blättern und Rinde der <u>Salix equinalis.</u> Wenn auch bereits *Plinius* (23-79 n. Chr.) in seiner „Naturalis historia" auf *Folia* (Blätter) und *Cortex* (Rinde) <u>salicis</u> zur Schmerzlinderung hingewiesen hatte, so mag dieses u. a. an dem geringen Risiko dieser Drogen im Vergleich zu den vielfach angewandten alkaloidhaltigen[3] Pflanzensäften gelegen haben.

2.3   Die Materia medica im Mittelalter

Im Mittelalter war die Schmerzauffassung von theologischer Seite am Leiden Christi orientiert. Er wurde als Vorbild hingestellt, und in dieser Zeit gab es regelrechte Aufforderungen Schmerzen und Leiden zu bejahen und mit Freude aufzunehmen. Daß überstandener Schmerz den Menschen in seiner geistigen Entwicklung weiterbringt, war in den europäischen Kulturländern dieser Epoche, wie auch schon in der Antike, ein Gemeingut.[4]

---

[1] wirkte in der Zeit von 40-80 n. Chr., das Geburtsjahr ist unbekannt.
[2] Siehe Seite 4: Pflanzen, Tiere und Mineralien
[3] „Alkaloid" siehe Anhang und auch folg. Seite
[4] vgl. MÜLLER-JAHNKE, FRIEDRICH, Geschichte der Arzneimitteltherapie, 1996, 50ff

Bei chirurgischen Eingriffen bürgerte sich in dieser Zeit vermehrt der Einsatz sogenannter *Spongia somnifera* oder Schlafschwämme ein, um Schmerzen zu lindern. Aus den Medizinschulen von Salerno und Montpellier ist bekannt, daß man Schwammstückchen in alkaloidhaltige Pflanzenaufgüsse- z. B. Alraun-, Hanf- oder Mohnsaft eintauchte und über Nase und Mundschleimhaut des Kranken einwirken ließ. Die Verabreichung der Alkaloide über die Schlafschwämme führte jedoch häufig zu einer Überdosierung. Infolge der nichtstandardisierten und nicht reinen[1] Drogenabkochungen wurde ihre Wirkung oft von schweren Vergiftungserscheinungen begleitet.

Im übrigen machte die „Materia medica" im Mittelalter wenig Fortschritte. Die schmerzlindernden Anwendungen der Weide waren bei den Ärzten offenbar vergessen. Das älteste deutsche Arzneibuch - um 795 in Lorsch entstanden - nennt hier nur die Grindflechte als Indikation. In der Volksheilkunde wurden jedoch die alten Erfahrungen weiter „gepflegt". Kräuterfrauen sammelten die Rinde der an Flußläufen verbreiteten Silberweide, Salix alba, und boten den Aufguß vor allem von rheumatischen Schmerzen geplagten Menschen an[2]. Als man die Weiden später mehr und mehr zur Herstellung von Korbwaren benötigte und das Sammeln der Rinde unter Strafe gestellt wurde, wich man auf andere Pflanzen aus, z. B., Mädesüß (*Filipendula ulmaria*) früher: *Spiraea ulmaria*, mit deren Blüten man eine ähnliche Wirkung erzielen konnte. Worauf dieser Effekt zurückzuführen war, blieb damals noch völlig unbekannt.

2.4. Cortex salicis (Weidenrinde) im 18. Jahrhundert

Erst im 18. Jahrhundert gewannen die volksheilkundlichen Erfahrungen mit der Weidenrinde wieder an Bedeutung. 1763 berichtete der englische Pfarrer *Stone* über „beachtliche therapeutische Erfolge mit Cortex salicis bei 50 Patienten mit fieberhaften Erkrankungen."[3] Die Droge erlangte aber zunächst keine große Bedeutung, da sie einen schwächeren Effekt zeigte als die seit 1640 in Europa bekannte und bei Wechselfieber und später auch bei Malaria[4] bewährte Rinde des in Peru beheimateten Chinabaums, (*Cinchona officinalis*). Nur in England konnte sich Cortex salicis neben der Chinarinde behaupten.

---

[1] hier: nicht haltbar
[2] vgl. BAYER, Schmerz zwischen Steinzeit und Moderne, 1997, 28
[3] vgl. ebd.
[4] vgl. MÜLLER-JAHNKE,FRIEDRICH, Geschichte der Arzneimitteltherapie, 1996, 72ff

Als fiebersenkendes Mittel wurde sie von *James* noch 1792 und von *White* 1798 empfohlen. *Wilkinson* wandte sie 1803 auch zur Wundbehandlung nach chirurgischen Eingriffen an.

Erst viele Jahrzehnte nach *Stones* Entdeckung- als Napoleon 1806 die Kontinentalsperre verhängt hatte- mußte für die nicht mehr zur Verfügung stehende Chinarinde ein Ersatz gefunden werden, und man erinnerte sich an die Untersuchungsergebnisse des Geistlichen.

An den 1820 extrahierten Inhaltsstoffen, wie Chinin und Cinchonin, wurden später alle Folgesubstanzen gemessen. Einige Jahre später folgend erhielt 1828 der Münchner Pharmazieprofessor *Johann Andreas Buchner* (1783-1852) nach Extraktion[1] der Weidenrinde eine gelbliche Masse, die er „Salicin" nannte. Der Apotheker *Leroux* setzte ein Jahr später das Salicin in Kristallform um. 1838 gelang es dann dem Chemiker *Raffaele Piria* (1814-1865) die Substanz zu *„Acide salicylique"(Salicylsäure)* zu veredeln. 1853 gelang es Charles Frederic *Gerhardt* (1816-1856) in Straßburg das erste Mal Acetylsalicylsäure herzustellen, allerdings war sie nicht chemisch rein und deshalb nicht haltbar. Die Verbindung fand keine weitere Beachtung und geriet in Vergessenheit.

3.0   Die Entwicklung von der Anwendung des Naturproduktes Weidenrinde zum synthetischen Präparat

Nach der Entdeckung dieser Verbindung wurden weitere „natürliche Salicylsäurequellen, z.B. in der Spierstaude und der amerikanischen Teebeere[2]" gefunden.

Da aber die Nachfrage nach dieser Substanz immer größer wurde, weil jetzt Salicylsäure immer häufiger als Antipyretikum[3] anstelle von Chinin angewandt wurde, wurde wegen der problematischen Dosierung bei der Einnahme dieser nicht reinen Substanz, weiterhin nach Verbesserungsmöglichkeiten geforscht. 1859 klärte der Chemieprofessor *Hermann Kolbe* (1818-1884), die Struktur der Salicylsäure und erarbeitete ihre Synthese.

Doch erst 15 Jahre später- nach technologischer Aufarbeitung des synthetischen Verfahrens durch *F. von Heyden* konnte die industrielle Produktion der Salicylsäure beginnen, und das zu einem Zehntel des Preises, der bisher für die natürlich gewonnene

---

[1] siehe:ANHANG
[2] BAYER, Schmerz zwischen Steinzeit und Moderne, 1997, 28
[3] = fiebersenkendes Mittel

Substanz bezahlt werden mußte.[1] *Kolbe,* der sich später auch mit den pharmakologischen Eigenschaften der von ihm synthetisierten Substanz befaßte, empfahl den Ärzten, sie vor allem wegen ihrer antiseptischen Wirkung zur Wundbehandlung einzusetzen, anstelle der damals üblichen Karbolsäure. Die in der Folgezeit großzügige Anwendung der Salicylsäure „bewies": Nicht der relativ schwache bakteriostatische Effekt machte den Wert dieses Arzneimittels aus, sondern seine fiebersenkenden und schmerzlindernden Eigenschaften, die schon Ärzte und Kräuterfrauen in früheren Jahrhunderten geschätzt hatten. An der Berliner Charité konnte *Stricker* bereits 1876 die Salicylsäure in der Therapie des akuten Gelenkrheumatismus anwenden, und die Wirksamkeit in klinischen Daten belegen.[2]

Die Strukturformel von Salicylsäure:

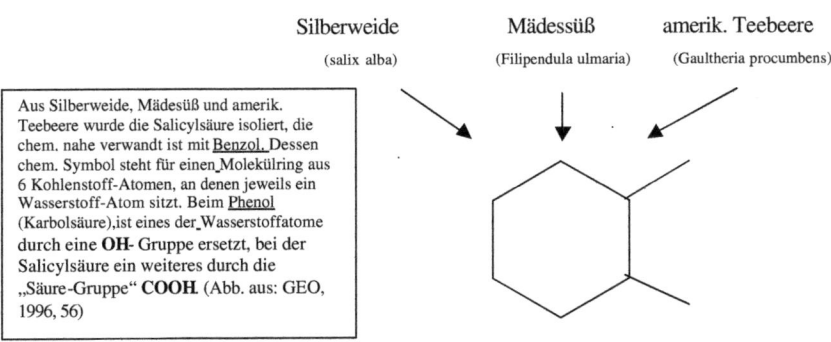

Silberweide   Mädessüß   amerik. Teebeere

(salix alba)   (Filipendula ulmaria)   (Gaultheria procumbens)

Aus Silberweide, Mädesüß und amerik. Teebeere wurde die Salicylsäure isoliert, die chem. nahe verwandt ist mit Benzol. Dessen chem. Symbol steht für einen Molekülring aus 6 Kohlenstoff-Atomen, an denen jeweils ein Wasserstoff-Atom sitzt. Beim Phenol (Karbolsäure),ist eines der Wasserstoffatome durch eine **OH**- Gruppe ersetzt, bei der Salicylsäure ein weiteres durch die „Säure-Gruppe" **COOH**. (Abb. aus: GEO, 1996, 56)

3.1   Vom Antipyretikum zum synthetischen Analgetikum

Im letzten Drittel des 19. Jahrhundert war der Weg zur Synthese weiterer Arzneimittel vorgezeichnet. Die sich vermehrt ausbreitende Farbenindustrie gab hierbei den entscheidenden Anstoß, um in diesem Gebiet Fuß zu fassen. Der Engländer *William Henry Perkin* versuchte 1856 aus Anilin Chinin herzustellen, erhielt dabei aber nicht das erwartete Antipyretikum, (fiebersenkendes Mittel), sondern einen violetten Farbstoff, das

---

[1] vgl. BAYER, 100 Jahre ASS, 1997, 6
[2] vgl. BAYER, Schmerz zwischen Steinzeit und Moderne, 1997, 30ff

Mauvein. Er gründete daraufhin die erste Anilinfabrik in England und eröffnete damit den Anfang der industriellen Teerfarbenproduktion.

Daß die seit 1874 synthetisch hergestellte Salicylsäure ein therapeutischer Gewinn war, zeigten die im „Handbuch der Arzneimittellehre" von *Nothnagel* und *Rossbach* noch 1880 gegen Kopf- und Gliederschmerzen sowie gegen Neuralgien empfohlenen Substanzen neben Salicylsäure auch: Morphin, Cannabis, Hyoszyamin, Veratrin und Colchicin, Alkaloide, mit unangenehmen Nebenwirkungen[1], die ihre Anwendung lange Zeit dem Mangel an besseren Mitteln verdankten.[2]

Der Weg zum synthetischen Analgetikum, (schmerzstillende Mittel), führte jedoch über die Fiebermittel. Seit 1880 konnte man zwar aus Anilin Chinolin, ein Spaltprodukt des Chinin, synthetisieren, die jedoch gewünschten antipyretischen Eigenschaften entsprachen aber nicht den Vorstellungen.

In den folgenden Jahren kamen folgende synthetische Fiebermittel auf den Markt:

1884 Antipyrin, das erste Pyrazolon (von *Hoechst*)

1887 Antifebrin, Acetanilid (von *Kalle & Co.*) und

1888 Phenacitin, ein oxyäthylisiertes Acetanilid (von *Bayer*)

Die Chemiker *Carl Duisberg* und *Otto Hinsberg* hatten aufgrund der aus dem Anilin synthetisiertem Acetanilid später die Idee, ein bei der Herstellung des Farbstoffs Benzoazurin zu 47 % anfallendes Nebenprodukt in einen Stoff zu überführen, der ähnliche antipyretische Eigenschaften hatte wie Acetanilid. *Hinsberg* synthetisierte aus dem ungenutzt lagernden Abfallprodukt *p- Nitrophenol* mehrere Verbindungen und ließ sie an der Universität von Frankfurt/Main pharmakologisch prüfen.

Diese Substanz, *p- Acetphenetidin* oder *Phenacitin*, erwies sich im Vergleich zu den bisher bekannten Antipyretika als besser verträglich, fiebersenkend und zugleich auch analgetisch wirkend.

Daß man aus den Bestandteilen des Steinkohlenteers nicht nur Farbstoffe herstellen konnte, sondern auch Arzneimittel aus denselben Grundstoffen, veranlaßte die deutsche Farbenindustrie, sich der Fabrikation pharmazeutischer Produkte, also einem neuem Gebiet zuzuwenden.[3]

---

[1] vgl. MÜLLER-JAHNKE, FRIEDRICH, Geschichte der Arzneimitteltherapie, 1996, 143ff
[2] vgl. BAYER, Schmerz zwischen Steinzeit und Moderne, 1996, 30ff
[3] vgl. BAYER, Schmerz zwischen Steinzeit und Moderne, 1996, ebd.

3.2 Die Entwicklung der Acetylsalicylsäure (ASS) durch Felix Hoffmann

Als Sohn eines Fabrikanten wurde Felix Hoffmann am 21. Januar 1868 in Ludwigsburg geboren. Nachdem er am 22. Juni 1893 mit dem Dr. phil. in Pharmazie promovierte, assistierte Hoffmann bei *Prof. Dr. H. von Pechmann* am Münchner Staatslaboratorium. Aufgrund einer Empfehlung von *Prof. Dr. A. von Baeyer* erhielt Hoffmann im wissenschaftlichen Laboratorium der Firma Bayer & Co. In Elberfeld (heute Wuppertal), 1894 eine Anstellung. Unter *Dr. A. Eichengrün*, dem Leiter der pharmazeutisch-wissenschaftlichen Abteilung der Firma Bayer, befaßte er sich auch mit der Entwicklung von gut verträglicher Salicylsäureverbindungen gegen Schmerzen. Bis dahin schränkte der stark bittere Geschmack und die erhebliche Reizwirkung auf die Magenschleimhaut die therapeutische Anwendung von Salicylsäure ein, unter denen auch sein Vater litt, der seit Jahren schweres Rheuma hatte. [1] Hoffmann versuchte deshalb, durch eine geeignete Veränderung des Moleküls verträglichere Derivate[2] zu entwickeln, und verband am 10. August 1897 die Salicylsäure mit Essigsäure[3] um diese zu „veredeln". Das Protokoll dieses Versuchs des Chemikers enthielt neben den chemischen Daten der Verbindung den wichtigen Hinweis, <u>die neue Acetylsalicylsäure</u> zeige keine Eisenchloridreaktion[4] mehr im Gegensatz zu der seit 1853 von anderen Autoren beschriebenen Substanz. Hoffmann war es demnach als erster gelungen, die Acetylsalicylsäure in chemisch reiner und haltbarer Form herzustellen.

Die pharmakologische Prüfung übernahm *Heinrich Dreser* (1860-1924), der das pharmakologische Labor bei Bayer leitete. Er vertrat die Ansicht, daß es sich bei der Acetylsalicylsäure um ein Herzgift handle. Da *Dreser*, wie sich später *Eichengrün* erinnerte, „seine Universitätslaufbahn nur unter der Bedingung aufgegeben hatte, daß kein Präparat der Elberfelder Farbenfabrik in die Therapie ohne seine Zustimmung eingeführt werden dürfe,"[5] schien dies zur Aufgabe des neuen Arzneistoffs zu führen.

Eichengrün ließ jedoch die <u>Acetylsalicylsäure</u> nun privat prüfen und unterzog sich auch Selbstversuchen. Die zufällige Verabreichung an einen Zahnarztpatienten, der zugleich auch noch Fieber hatte, ergab, daß Acetylsalicylsäure auch Schmerzen lindern bzw. beseitigen konnte. Weitere positive Gutachten überzeugten schließlich auch *Dreser*, der

---

[1] vgl. PTA HEUTE, 1994, 910ff
[2] =Abkömmlinge chem. Grundsubstanzen
[3] siehe S. 13
[4] siehe ANHANG
[5] MÜLLER-JAHNKE,FRIEDRICH, Geschichte der Arzneimitteltherapie, 1996, 144

sich nach 1899 ausdrücklich für den neuen Arzneistoff verwandte, da er, im Unterschied zu *Eichengrün*, am Reingewinn sämtlicher Präparate beteiligt war. Nachdem es vorerst nicht gelungen war, in Deutschland für die Acetylsalicylsäure ein Patent zu erhalten, da man Hoffmann neben anderen Veröffentlichungen auch die von *Auguste Cahours* (1813-1891) vorhielt, wurde es am 1. Februar des gleichen Jahres zum Patent angemeldet.Als Handelsname einigte man sich auf den im „Cirkular" vom 23. Januar 1899 vorgeschlagenen Namen "Aspirin". Das „A" stand für Acetyl, die zweite Silbe „spir" war der mit Salicylsäure chemisch identischen Spiersäure aus *Spirea ulmaria* entlehnt. *Dreser* schilderte 1899 in „Pflügers Archiv für die gesamte Physiologie", „nicht nur die ausgezeichnete schmerzstillende und fiebersenkende Wirkung des Medikaments, sondern auch ihr herb-säuerlicher Geschmack..."[1].

3.3 Das „neue" Medikament Aspirin®

Aspirin® war das erste „wichtige" Medikament, das als Tablette zur Verfügung stand. Schon ein Jahr nach seiner Markteinführung in Pulverform, komprimierte man das Acetylsalicylsäurepulver mit Stärke vermischt zu der damals neuartigen Darreichungsform. Durch den pulverförmigen Zerfall in Wasser, war diese leicht einnehmbar und garantierte eine genaue Dosierung. Das Medikament fand schnell Verbreitung. Während der Grippeepidemien zu Beginn des 20. Jahrhunderts wurde es zu einem „Volksheilmittel".[1] Nicht nur bei Erkältungskrankheiten, sondern auch bei Kopf- und Zahnschmerzen, Neuralgien, und rheumatischen Beschwerden wurde es vielseitig einsetzbar. Es wurde bald auch international bekannt. Im Februar 1900 wurde das US-Patent für die Herstellung der Acetylsalicylsäure erteilt und im gleichen Jahr folgte die internationale Registrierung, so daß von diesem Zeitpunkt aus in den USA produziert und vertrieben werden konnte.

---

[1] vgl. BAYER, 100 Jahre ASS, 1997, 54

3.4 Die Analyse von Aspirin®

Die Acetylsalicylsäure ist der Essigsäureester[2] der Salicylsäure. Hoffmann versetzte (in diesem Fall acetylierte) die Salicylsäure mit Acetanhdrid. Durch die Acetylierung, die zu Hoffmann`s Zeit ein üblicher „Kunstgriff"[3] war, wurde die Hydroxylgruppe, die die Ursache der schlechten Verträglichkeit der Salicylsäure war, inaktiviert. So konnte er in die organische Verbindung, die eine Hydroxylgruppe enthält, wie die der Salicylsäure, eine Acetylgruppe einführen. Dabei wird die zu acetylierende Verbindung mit Essigsäureanhydrid in Gegenwart eines basischen Lösungsmittels erhitzt. Bei der Synthese der Acetylsalicylsäure wird ein basischer Katalysator zugesetzt, um die Bindung von Nebenprodukten zu unterdrücken.[4]

Die Synthese-Struktur stellt sich folgenderweise dar:

| Salicylsäure | Essigsäureanhydrid | Acetylsalicylsäure | Essigsäure |
| $C_7H_6O_3$ | | $C_9H_8O_4$ | |

Abb. aus: „Synthese und Umkristallisation von ASS, Quelle: Internet

---

[1] vgl. MÜLLER-JAHNKE,FRIEDRICH, Geschichte der Arzneimitteltherapie, 1996, 144
[2] =Ester entstehen unter Wasserabspaltung aus organischen Säuren und Alkoholen
[3] vgl. PHARMAZEUTISCHE RUNDSCHAU, Pharmaziegeschichte, 1997, 48
[4] vgl. PTA HEUTE, Nr.10, 1994, 911

4.0   Der Wirkungsmechanismus von Aspirin®:

Nach der ersten pharmakologischen Untersuchung von Acetylsalicylsäure durch *Dreser* hielt man die als besser magenverträgliche Alternative zu Salicylsäure entwickelte Substanz zunächst für ein „Prodrug" und Salicylsäure für den wirkungsauslösenden Faktor. In der Tat entsteht aus der 1899 als Aspirin® klinisch eingeführten Acetylsalicylsäure innerhalb weniger Minuten Salicylsäure. Für die typischen Eigenschaften des Schmerzmittels sind –wie erst später festgestellt wurde – Salicylsäure und Acetylsalicylsäure verantwortlich. Zudem wurde erst 1950 erstmals über den antithrombotischen Effekt von Acetylsalicylsäure berichtet.[1]

Die Frage nach dem Wirkmechanismus der Acetylsalicylsäure wurde zu einem wesentlichen Teil durch den britischen Pharmakologen *John R. Vane* vom Royal College of Surgeons in London geklärt. 1982 erhielt er mit den schwedischen Biochemikern *Sune Bergström* und *Bengt Samuelsson* –sie hatten die Arachidonsäure als Baustein der Prostaglandine entdeckt- den Nobelpreis in Medizin. *Vane* hatte sich in seiner Forschungsarbeit um die Entstehung und Funktion der Prostaglandine konzentriert. Die hormonähnlichen Substanzen waren bereits Mitte der Dreißiger Jahre von dem Schweden *Ulf von Euler* entdeckt worden, und zwar in den Samendrüsen von Schafen. Er benannte die Prostaglandine nach ihrer Herkunft. Heute ist bekannt, daß diese Stoffe in allen Geweben des Organismus vorkommen, und dort an verschiedenen regulierenden Funktionen wie z. B. Fieber- und Entzündungsprozessen beteiligt sind.

Vane kam nach verschiedenen experimentellen Untersuchungen zu der Erkenntnis, daß die Wirkung von ASS auf eine Hemmung der Prostaglandinsynthese zurückzuführen ist. Dabei wird das für die biochemische Reaktion benötigte Enzym Cyclooxygenase (COX) irreversibel acetyliert und so die Bildung bestimmter Prostaglandingruppen aus Arachidonsäure blockiert[2]. 1974 konnten *Vane* und Mitarbeiter für alle nichtsteroidalen antiinflammatorischen Schmerzmittel (NSAID`s = non-steroidal antiinflammatory drugs)[3] einen ähnlichen Wirkmechanismus wie für ASS nachweisen. Die Stärke des analgetischen Effekts hing jedoch von der Potenz ab, mit der die einzelnen Substanzen die Synthese der Schmerzaktivatoren hemmten.[4]

---

[1] vgl. BAYER, Research 8, 100 Jahre Aspirin, der Goldstandard, 1994, 45
[2] vgl.auch BAYER, Research 11, Wirkpotenzial noch nicht ausgeschöpft, 1999, 74ff
[3] siehe ANHANG
[4] vgl. G. WEISSMANN in: Aspirin, alte und neue Erkenntnisse in: Spektrum d. W., 1991, 122ff

4.1 Die Wirkung des Enzyms Cyclooxygenase (COX)

Im Laufe der Zeit und weiterer Untersuchungen hat sich herausgestellt, daß das Enzym *Cyclooxygenase* (COX) in zwei Varianten vorkommt und die verschiedenen ASS-Wirkungen der Hemmung der unterschiedlichen Isoenzyme zuzuschreiben sind. ASS hemmt nun sowohl COX 1 als auch COX 2[1]. Die analgetischen , antipyretischen und antiphlogistischen Wirkungen der ASS beruhen auf der Wirkung von COX 2. Gleichzeitigwird jedoch der Magen angegriffen, was für die Behandlung bedeutet, daß ein Arzt in diesem Fall zusätzlich ein Magenmittel geben muß..

COX 1, auch als "House-keeping"[2] -Enzym benannt, ist ein Enzym mit einer protektiven Aufgabe. Es schützt die Magenwände mit einem säurefestem Schutzfilm und schützt auch in ähnlicher Weise die Nieren.

COX 2, ist nur im entzündeten Gewebe aktiv und gibt Schmerzreize ab.

Prof. R. Michael Garavito, der einem Forscherteam angehörte, das sich mit der Aufklärung der Bedeutung von COX 1 und COX 2 befasste, fand unter anderem heraus, daß beide COX-Arten in der Röntgenstrukturanalyse eine lange, tunnelartige Struktur aufwiesen. Die Arachidonsäure müsse „dort hindurch , um zu dem katalytisch aktiven Zentrum des Enzyms zu gelangen."[3] Die ASS blockiert in ihrer Wirkung diesen Tunnel, indem sich seine Acetyl-Gruppe am Tunnelende fest an eine Aminosäure, (Sarin), bindet und somit den Durchlaß verengt. Andere entzündungshemmende Arzneistoffe wie „Ibuprofen" und „Naproxen" wirken ähnlich, bilden jedoch keine festen chem. Bindungen zum Tunnel aus. Da wie erwähnt die ASS auf beide COX- Varianten wirkt, hemmt sie auch die Synthese der „guten" Prostaglandine.

Anfang Dezember diesen Jahres wurde auf das Problem der unerwünschten gastritischen Begleiterscheinungen mit einem neuen Medikament, welches als „Super-Aspirin" bezeichnet wird, reagiert. Der neue Wirkstoff namens „Vioxx", wurde nach einer Langzeitstudie mit über 10.000 Personen an der Boston University im Doppelblindversuch getestet. Diese Studie wurde allerdings nicht nur auf ASS angewendet, sondern auf alle „üblichen" NSAD`s und Rheumamittel (NSAR`s). Das Medikament, das zur neuartigen

---

[1] vgl. BAYER, Schmerz zwischen Steinzeit und Modeme, 1997, 47
[2] Bez. für Wächter? vgl. führ. Studienleiter d. Boston University im Beitrag zu „Super-Aspirin"
[3] in: SPEKTRUM DER WISSENSCHAFT, 10/99, 124

Substanzklasse der COX 2 Hemmer gehört, soll keine Nebenwirkungen[1], wie oben beschrieben, mehr aufweisen, sondern nur noch in entzündliche und Schmerzprozesse eingreifen.[2]

4.2 Darreichungsformen von ASS:[3]

Die *klassische Aspirin®*-Tablette wird gegen leichte bis mittelstarke Schmerzen angewandt. Mit Wasser eingenommen, verschafft sie verhältnismäßig schnell Linderung, z. B. bei Kopf- und Zahnschmerzen, aber auch bei Schmerzen und Fieber infolge Erkältungskrankheiten und Entzündungen. Sie steht heute in folgenden drei Darreichungsformen zur Verfügung, die sich nur durch ihren Gehalt an ASS unterscheiden: Aspirin® (500 mg ASS), Aspirin® 300 (300 mg ASS) und Aspirin® 100 (100 mg ASS) vorwiegend für Kinder. Die 1971 eingeführte *Brausetablette Aspirin® plus C* mit 400 mg ASS und 240 mg Ascorbinsäure ist vor allem bei leichten bis mittelstarken Kopfschmerzen und Fieber bei Erkältung angezeigt. Sie soll den Vorteil von noch schnellerer „Anflutung" des Wirkstoffs und einer besonders guten gastrointestinalen Verträglichkeit haben. *Aspirin® Direkt*, eine 1992 in Deutschland eingeführte gepufferte ASS-Kautablette mit 500 mg Wirkstoff, kann bei unerwartet auftretenden Schmerzen auch ohne Flüssigkeit eingenommen werden. Sie erreicht innerhalb von wenigen Minuten hohe ASS-Plasmakonzentrationen und ist daher rascher wirksam als die Standardtablette. Eine gezielte Pufferung mit Calciumcarbonat verbessert die Löslichkeit der ASS und schont - wie es endoskopisch nachgewiesen wurde - die Magenschleimhaut. Süßstoffe geben einen angenehmen Geschmack während der Einnahme. Zur Behandlung mittelstarker und starker Schmerzen wurde das Sortiment 1976 durch ein injizierbares ASS-Präparat, ein wasserlösliches Lysin-Acetylsalicylat, ergänzt. Der analgetische Effekt des Mittels ist um ein vielfaches stärker als der einer gleichen Menge traditioneller oraler Darreichungsformen. Es wird vor allem im klinischen Bereich angewandt, z. B. bei der akuten Migräneattacke, bei Herzinfarkt und bei starken Schmerzen.

Andere Medikamente, die Acetylsalicylsäure enthalten:

„Alcacyl, Alka-Seltzer, Aspro 500, Colfarit, Contra Schmerz, Frotalidon, Iromin, Melabon N, Rhonal, Tiatral, Togal" und „Treupel"

---

[1] lt. Bericht zum Beitrag „Super-Aspirin"
[2] vgl. SPEKTRUM DER WISSENSCHAFT ; 10/99, 124
[3] vgl. BAYER, Schmerz zwischen Steinzeit und Moderne, 1997, 48 und auch Beipackzettel

5.0 Aspirin® – Ein Medikament von gesundheitspolitischer Bedeutung?

Herz- Kreislauf- Erkrankungen stehen in den westlichen Industrieländern seit Jahren an der Spitze der Morbiditäts- und Mortalitätsstatistiken. Zur Verminderung des Thromboserisikos mit potentiell lebensbedrohenden Folgen[1] kommt daher der prophylaktischen und therapeutischen Nutzung thrombozytenfunktionshemmender Medikamente eine zentrale Bedeutung zu. ASS ist hierbei die bisher am meisten untersuchte Substanz, deren antithrombotische Wirkung im Rahmen ausgedehnter und kontrollierter Studien zahlreich gesichert werden konnte.

Einige der wichtigsten Resultate :

An der 1988 in „The Lancet"[2] veröffentlichten „Second International Study of Infarct Survival" (ISIS-2), nahmen weltweit 17.187 Patienten mit Verdacht auf akuten Herzinfarkt teil. Im Placebovergleich reduzierte die alleinige Gabe von ASS die Zahl der Todesfälle um 23 %.

Ein Jahr später erschienen in „New England Journal of Medicine" die Ergebnisse der „Physicians`Health Study", an der 22.071 gesunde amerikanische Ärzte teilnahmen. Die Studie sollte herausstellen, inwieweit ASS zur Primärprophylaxe des Herzinfarktes geeignet ist. Die Teilnehmer erhielten jeden zweiten Tag entweder 325 mg ASS oder ein Placebo im Doppelblindversuch. Diese Studie war auf 8 Jahre angelegt, wurde jedoch nach der Hälfte der Zeit abgebrochen, da das Zwischenergebnis bereits signifikant positiv war, und die Kommission es aus ethischen Gründen nicht weiter verantworten wollte, der Placebogruppe die ASS vorzuenthalten. Das Fazit der Studie ergab, daß nach regelmäßiger Einnahme von Aspirin® eine Verminderung von Herzinfarktinzidenz um 44% gegeben ist.

Angesichts der durch intraarterielle Thrombosen verursachten ernsteren Gesundheitsprobleme veröffentlichte die Amerikanische Herzgesellschaft 1992 eine Richtlinie für die Verwendung von Aspirin bei kardiovaskulären Erkrankungen. Die empfohlenen Dosierungen lagen hier bei 75 und 325 mg/Tag.

Im gleichen Jahr wurden auf einem Aspirin –Workshop folgende Ergebnisse vorgestellt: Bei einer instabilen Angina Pectoris kann ASS die Rate des oft folgenden Herzinfarktes um 50% reduzieren. Kommt es zum Infarkt, geht die Häufigkeit des tödlichen Ausgangs

---

[1] vgl. BAYER, 100 Jahre ASS, 1997, 12ff
[2] vgl.ebd

um 20% zurück. Bei Patienten mit transitorisch ischämischen Attacken[1], wird das Risiko eines Hirninfarktes durch die Einnahme der Substanz um 20 bis 25% vermindert. Nach einer Bypass-Operation senkt das Mittel in 50% der Fälle das Risiko, das sich das Gefäß erneut verschließt.

1994 empfahl die Britische Herzstiftung ASS zur Verhütung von Gefäßverschlüssen. Auf einer Pressekonferenz im Januar hatten die Oxforder Forscher *Richard Peto* und *Rory Collins* das Ergebnis von 300 klinischen ASS-Studien mit rund 140.000 Patienten bekanntgegeben. Diese hatte ergeben, daß 100.000 Todesfälle sich weltweit eindämmen ließen, wenn Ärzte hochgefährdeten Gefäßpatienten unter 70 Jahren rechtzeitig und langfristig mit ASS behandelt hätten. Man ging sogar davon aus, daß wenn die konsequente Umsetzung dieser Ergebnisse erfolgt wäre, eine noch höhere Zahl hätte erreicht werden können.

Im Einzelnen zeigte diese Auswertung, daß eine Dauermedikation mit Aspirin klare Überlebensvorteile bringt, vor allem bei Patienten mit Verdacht auf Herzinfarkt oder mit bereits überstandenem Infarkt.

Wie eine Vielzahl von Studien belegt, läßt sich das Risiko eines Schlaganfalls durch ASS um rund 25% senken,- auch eine Tatsache von gesundheitspolitischer Bedeutung angesichts der hohen durch Hirninfarkt verursachten Todesrate. Allein in Deutschland sterben jählich 125.000 Menschen, in den USA eine halbe Million an den Folgen eines Schlaganfalls, abgesehen von Schlaganfällen, die zur Pflegebedürftigkeit führen. Von den mindestens 20 Millionen schlaganfallgefährdeten Menschen in den USA hätten durch ASS 5 Millionen vor dem Ereignis bewahrt werden können. (Stand 1997)[2]

Die neuesten Erkenntnisse, die unter anderem von dem Chronobiologen[3] Prof. *Ramon Hermida* im Dezember 1998 erforscht wurden, konnten zeigen, daß ASS schwangere Frauen vor der Gefahr einer Schwangerschaftsvergiftung schützt.[4] Allerdings kommt es nur zu der Wirkung, wenn das Medikament direkt vor dem Schlafengehen eingenommen wird. Nach dem Aufstehen am Morgen ‚" so wies *Hermida* nach, senkt es den Blutdruck dagegen nicht."[5]

---

[1] ein „Vorbote" des Schlaganfalls
[2] vgl. BAYER, 100 Jahre ASS, 1997, 14
[3] die Chronobiologie beschäftigt sich mit d. Einfluß der Zeit auf biol. Vorgänge
[4] vgl. BAYER, Research 11, 1999, 81
[5] BAYER, Research 11, 1999, ebd.

6.0 Schlußbemerkung:

Zusammenfassend könnte gesagt werden, daß die Salicylsäure zu den ältesten angewandten Schmerzmitteln gehört, und ihre pharmazeutische Weiterentwicklung zur Acetylsalicylsäure durch *Felix Hoffmann*, die nunmehr über 100 Jahre zurückliegt, zu einer mittlerweile „klassischen" Substanz avanciert ist.

Unter der Bezeichnung Aspirin®, kam die Acetylsalicylsäure als erstes wichtiges Medikament in Tablettenform in den Handel, und wurde innerhalb kürzester Zeit zu einem Standardmittel gegen Schmerzen, Fieber und Entzündungen. In vielen Ländern gehört die Acetylsalicylsäure (ASS) zu den meistverkauften Arzneimitteln.

Obwohl die ASS mittlerweile zu einer klassischen Substanz geworden ist, nimmt der wissenschaftliche „Reiz" an der weiteren Erforschung stetig zu. Die entscheidenden Impulse für diesen Umstand lieferte die Entdeckung ihres Wirkungsmechanismus (Prostaglandinsynthesehemmung), durch *Prof. (mittlerweile) Sir John Vane*, der für seine Leistungen den Nobelpreis in Medizin erhielt.

Seitdem wurde und werden immer neuere Anwendungsmöglichkeiten von ASS diskutiert und erforscht. Kaum ein anderer Wirkstoff ist so intensiv in Studien untersucht und auch, aufgrund seiner bereits erkannten und bestätigten Wirkungen wenig angefochten worden. Sein vielfältiges Gesundheitspotential ist zum gegenwärtigen Stand noch nicht abschließend erforscht. Erst in neuerer Zeit wurde bekannt, daß ASS durch seinen antithrombotischen Effekt Gefäßverschlüssen vorbeugen und damit Herzinfarkte und Schlaganfälle verhindern kann. 1995 wurde in der „Nurses Health Study, bei der 90.000 Krankenschwestern bei 10- und mehrjährigen regelmäßigen Gebrauch von ASS eine deutliche Reduktion des Dickdarmrisikos, das zu den häufigsten Krebsarten zählt, zeigten, eine weitere Anwendungsmöglichkeit der Substanz gefunden. Damit wäre nicht nur eine effektivere sondern auch kostengünstigere Alternative gefunden. Auch auf diesem Gebiet ist die Forschung noch nicht abgeschlossen, da immer noch an optimaler Dosierung und deren Belegung durch klinische Studien gearbeitet wird.

Die jüngsten Nachrichten auf dem Gebiet der Verbesserung der Verträglichkeiten, boten Anfang Dezember diesen Jahres die Veröffentlichung der Langzeitstudien von der University of Boston, an dem ein sog. „Super-Aspirin"getestet wurde, welches angeblich keine Nebenwirkungen mehr im Magenschleimhauttrakt zeige.